Les Nouveautés du Praticien

Le Radium en Thérapeutique

Indications
Mode d'emploi en clientèle. — Posologie
Résultats cliniques

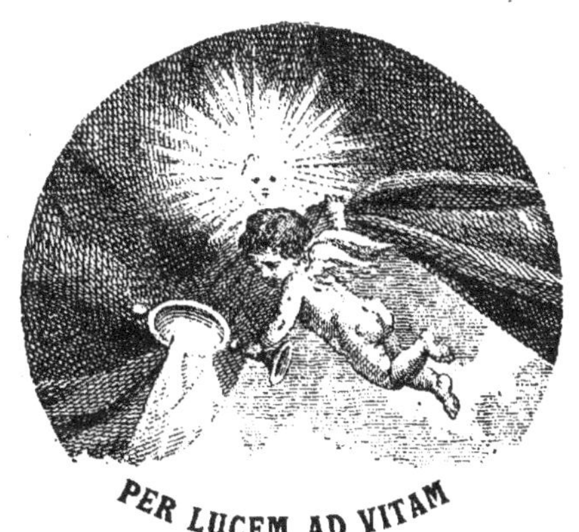

BESANÇON
IMPRIMERIE JACQUES ET DEMONTROND
ÉDITEURS
—
1921

PRIX : 1 fr. 50

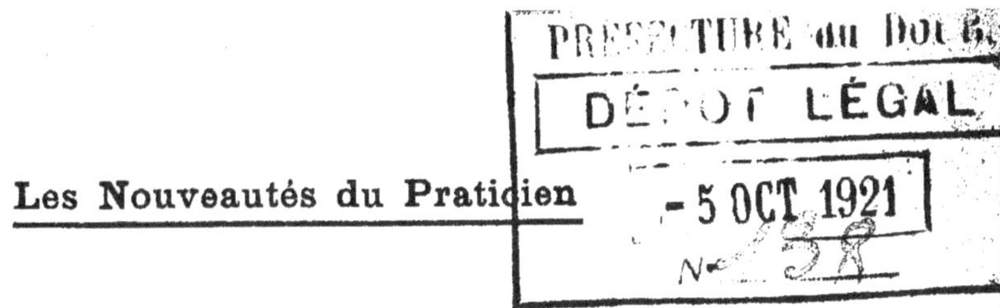

Les Nouveautés du Praticien

Le Radium en Thérapeutique

Indications
Mode d'emploi en clientèle. — Posologie
Résultats cliniques

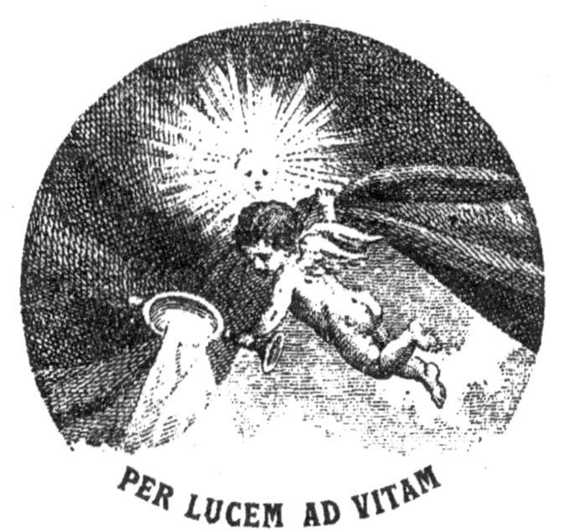

BESANÇON
IMPRIMERIE JACQUES ET DEMONTROND
ÉDITEURS

1921

PRIX : 1 fr. 50

INTRODUCTION

ET

CONSIDÉRATIONS GÉNÉRALES

La thérapeutique par le Radium, qui s'est imposée à l'attention du corps médical français il y a déjà près de quinze ans, n'a jamais quitté le plan de l'actualité. Ce n'est pas que les médecins y aient vu la panacée toujours promise, jamais réalisée, ils sont bien trop réalistes pour cela ; mais si grande était la ténacité de leurs collègues attelés à l'étude de la Radioactivité et de ses effets sur l'organisme, que sans cesse paraissaient des travaux qui réveillaient de leurs échos les sociétés savantes. Le Radium, au point de vue thérapeutique, existait donc, puisque continuellement on en parlait.

Et c'est ainsi que, d'année en année, un mémoire succédant à un autre mémoire, une expérience à une autre expérience, des observations cliniques à d'autres observations, le nouvel agent s'insinuait dans le champ de la thérapeutique. Malheureusement, l'ensemble des progrès réalisés ne pouvait fournir encore un corps de doctrine, clair et bien ordonné comme nos parterres à la française, et dont nous ne saurions nous passer. C'est alors que les pionniers de la première heure, les Dominici, les Wickham, les Jaboin, pour ne parler que des morts, multiplièrent les conférences familières, après quoi vinrent les ouvrages didactiques [1].

1. On consultera avec fruit les ouvrages suivants : *Précis de Radiumthérapie*, par le Dr J. Barcat (Maloine, édit.); *Le Radium, son emploi dans le traitement du cancer*, par M. L. Wickham et P. Degrais (Baillière, édit.), et enfin le livre paru ier dans la collection Sergent, *Radiologie et Radiumthérapie*, par MM. Béclère, Cottenot et Mme Laborde (Maloine, édit.).

A partir de ce moment, la Radiumthérapie prend sa place dans la pratique à côté de la Radiothérapie, mais c'est surtout le rayonnement et l'émanation qui occupent la scène. L'emploi du Radium par voie interne, bien qu'admirablement étudié par Dominici, ne retient l'attention que d'un petit nombre de cliniciens ; l'étranger seul entre carrément dans la voie indiquée par les chercheurs français.

Le laboratoire de Jaboin, à qui nous avons l'honneur de succéder, devient comme le centre de la nouvelle thérapeutique. Nous aurions mauvaise grâce à ne pas rendre justice ici à notre laborieux et consciencieux prédécesseur Jaboin, admirable de ténacité. Si nous ne pouvons insister sur l'œuvre de ce collaborateur, qui fut si précieux aux pionniers de la première heure, il nous sera toutefois permis et il nous suffira de dire qu'au début, lorsque se crée la Radiumthérapie — due, on l'a peut-être trop oublié depuis, à quelques jeunes chercheurs français — Jaboin est le préparateur et le chimiste qui, non seulement met au point les solutions à injecter, mais qui encore aide aux recherches de ses camarades.

C'est donc un peu son œuvre que nous résumerons dans ce travail, où nous tâcherons de mettre nos lecteurs au courant de la Radiumthérapie pharmaceutique, c'est-à-dire par injections hypodermiques et intraveineuses ou par ingestion et applications externes. Il y a là un procédé dont la valeur ne saurait échapper plus longtemps au public médical français. A l'étranger, nous le répétons, les injections hypodermiques radioactives sont de plus en plus en faveur et la guerre seule a empêché la France, initiatrice là comme ailleurs, de rester en tête du mouvement.

Pour bien comprendre ce qui va suivre, nous allons d'abord rappeler les quelques notions de physique radiologique indispensables à qui veut se faire une petite idée des phénomènes ; notre exposition sera simple et nous nous en excusons d'avance. Ceux que la question intéresserait n'auraient qu'à se reporter aux ouvrages cités plus haut et aux revues spéciales. Ceci dit, voyons d'abord ce qu'il faut entendre par Radioactivité.

CHAPITRE PREMIER

Résumé de nos connaissances sur le Radium étudié au point de vue physique et au point de vue physiologique.

Jusqu'à la fin du XIXᵉ siècle, la matière nous apparaissait comme chose inerte et sans vie. On pouvait bien en extraire de l'énergie sous forme d'électricité, chaleur, lumière, mouvement, mais il y fallait l'adjonction d'un stimulant, d'une force extérieure. La découverte de la Radioactivité par Becquerel, et du Radium par M. et Mme Curie, montra que certains corps, dits radioactifs, sont, à l'encontre de ce qu'on croyait, capables de libérer des énergies formidables par leurs propres moyens et en obéissant à des lois inéluctables que rien ne saurait entraver. L'atome, que l'on considérait jusqu'alors comme insécable, indivisible, comme le dernier terme de la matière enfin, nous apparut dès lors comme un véritable système solaire, d'une insoupçonnable complexité et dont les particules infinies de petitesse sont sans cesse en vibration. On vit aussi que la matière est vivante puisqu'elle meurt sous nos yeux, ainsi que fait le Radium, dont la désagrégation se poursuit pendant des années mais est assez apparente toutefois pour se révéler à nos sens, grâce à des appareils spéciaux.

C'est du Radium que nous nous occupons ici, c'est sur le Radium que la Radioactivité a été le plus minutieusement étudiée ; voyons donc ce qui se passe au sein de la parcelle du précieux métal.

On a constaté d'abord que le Radium, qui vit intensément et meurt lentement sous nos yeux, émet une foule de rayons. Il y a d'abord les rayons calorifiques, capables de produire, pour un gramme de matière, une petite calorie par heure. Il y a aussi des rayons lumineux, mais le médecin doit surtout concentrer toute son attention sur les rayons invisibles, analogues aux Rayons X, et comme eux capables de traverser les corps opaques.

Ces rayons sont de trois ordres. Il y a d'abord les alpha (α), puis les béta (β) et enfin les gamma (γ). On les a représentés sur la figure 1, devenue classique, et où l'on voit les rayons alpha et béta s'écarter les uns des autres. Et cela est naturel puisque les alpha sont chargés d'électricité positive et les béta d'électricité négative. Quant aux gamma, ils seraient de toute

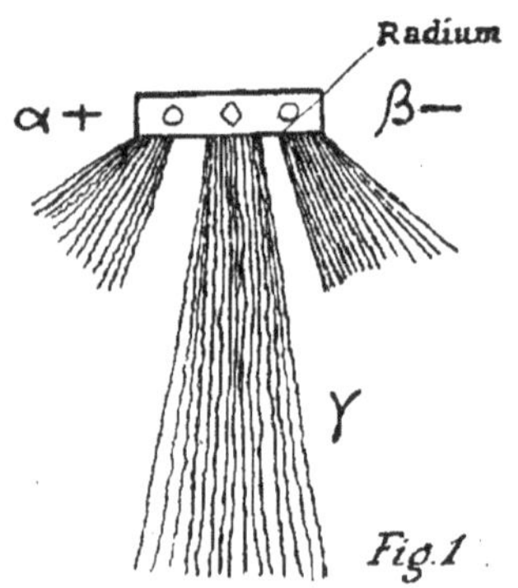

Fig. 1

autre nature que les précédents. Ce n'est plus l'émission d'électricité qui, sous forme d'électrons ou atomes électriques, engendre leurs ondes, non : les gamma sont faits des vibrations mêmes de l'éther. Plus pénétrants et plus longs que les alpha et les béta, dits rayons courts, les gamma sont surtout utilisés dans la thérapeutique du cancer. Si vous examinez la figure 2,

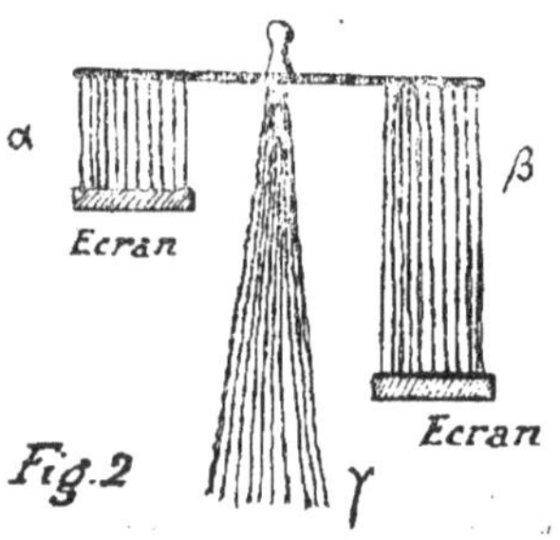

Fig. 2

vous verrez comment, au moyen d'écrans de platine ou d'aluminium, on peut arrêter les rayons courts, irritants pour la peau, et n'utiliser que les pénétrants gamma, seuls capables d'atteindre jusqu'à leur profondeur les tissus malades.

Résumons-nous : rayons calorifiques et lumineux, rayons alpha, béta, gamma, telles sont les principales ondes émises par le rayonnement du Radium ; mais ce ne sont pas les seules. Le Radium produit encore un gaz spécial, *l'Émanation* ; soumis à toutes les lois qui régissent ses congénères, ce gaz émanation, découvert par M. Debierne, a été admirablement étudié aux laboratoires Curie. Pour le recueillir, on plonge le Radium dans de l'eau, et quand l'émanation commence à diffuser dans le ballon, on l'aspire dans des tubes refroidis par l'air liquide et où elle vient se condenser à température extrêmement basse. Grâce à l'émanation, on peut, sans que la source de Radium cesse un instant de travailler utilement, enclore sous un volume extrêmement réduit autant de gaz et par conséquent de gaz-émanation qu'on le désire.

Si, maintenant, nous résumons les recherches dont l'émanation fut l'objet et qui sont admirables d'ingéniosité, nous voyons que la molécule de ce gaz, qui met quatre jours seulement à se désagréger, — nous allions dire à mourir — est le siège d'explosions successives, dont chacune engendre une molécule nouvelle ayant son rayonnement propre (α, β ou γ). On a ainsi par ces transmutations successives, du Radium A, puis B, puis C, puis D, E, comme cela est marqué ci-dessus, pour aboutir aux Rayons F ou *Polonium*, lequel engendre le plomb, terme ultime de la matière en transformation. Nous n'avons pas à insister plus longuement sur ces faits singuliers, ni sur la découverte de ces transmutations qui ont dû faire tressaillir dans leur tombe les anciens mages et les vieux alchimistes. Qu'il nous suffise de dire, pour terminer, que l'émanation, partie la plus importante des dégagements du Radium, sera peut-être demain seule utilisée pour l'usage externe, parce que seule d'emploi commode — et économique, ajouterions-nous si le mot économique pouvait être employé à propos d'un métal comme le Radium, dont le gramme vaut à l'heure actuelle plus d'un million.

CHAPITRE II

Physiologie et Thérapeutique du Radium

C'est surtout le rayonnement qu'ont utilisé par voie externe les premiers expérimentateurs qui étudièrent, au point de vue thérapeutique, le Radium. Mais voyons d'abord comment il fut introduit dans le domaine de la médecine. De cette courte esquisse historique nous aurons à tirer plus d'une considération intéressante.

Donc, Becquerel, puis Curie, après la découverte de la Radioactivité et la préparation d'un peu de Radium, s'étaient amusés, pour l'instruction et le plaisir de leurs collègues, à porter dans le gousset de leur gilet un petit fragment du métal magique. Quelle ne fut pas la surprise des deux physiciens lorsqu'ils constatèrent, au niveau de la peau, en contact bien indirect cependant avec le Radium, une véritable brûlure des tissus ! Heureuse brûlure. Curie en parla à Danlos, son ami, médecin de Saint-Louis, qui, le premier, pensa qu'on pourrait guérir certains eczémas rebelles avec la précieuse substance ; et de fait, Danlos eut des résultats favorables. Mais durant cette période tout empirique, le Radium n'est considéré que comme un caustique, « caustique subtil et raffiné », veulent bien reconnaître quelques-uns, mais au demeurant assez peu intéressant. C'est alors qu'intervient la jeune phalange à laquelle nous avons fait allusion au début de ces lignes. Autour de Dominici, dont l'œuvre fut incomparable, et dont le nom serait illustre s'il avait travaillé à l'étranger, vinrent se grouper des cliniciens comme Wickham, des électriciens comme Degrais, des chimistes comme Jaboin.

Nos chercheurs étudièrent d'abord le Radium au point de vue physiologique et, de leurs travaux de laboratoire, ils conclurent que le Radium est évidemment caustique *si l'on emploie certaines doses pendant un certain temps ;* mais le Radium n'est pas seulement destructeur : stimulant aussi, il peut aider à la réédification des tissus. Tout est question de doses, là comme ailleurs, mais tout aussi est *question de terrain.* Et c'est en ceci que la nouvelle médication devient intéressante.

Si, par exemple, vous bombardez un tissu de vieille formation, qui change peu au cours de la vie, le tissu osseux, par exemple, vous n'obtiendrez des effets — et très relatifs — qu'avec des doses énormes et un temps considérable; le tissu osseux n'est pas *radiosensible*. Certains épithéliums, sans cesse en renouvellement, sont au contraire d'une fragilité extrême et s'effondrent sous le moindre bombardement radioactif. On dit d'eux qu'ils sont extrêmement radiosensibles. Parmi ces épithéliums, ceux qui sont formés exclusivement de cellules embryonnaires et dont la prolifération anarchique produit les tumeurs malignes sont même d'une impressionnabilité telle aux rayons que, si l'on sait manier son Radium, on arrivera à les détruire, sans léser en rien les autres tissus adultes et normaux de l'organisme. Et voilà ébauchée la Radiumthérapie anticancéreuse.

Au surplus, voici l'expérience cruciale qui servit de base aux conclusions, paradoxales en apparence, sur le mécanisme d'action du Radium. Sur un lapin, dont 1 centimètre carré de peau a été soumis pendant trois semaines à l'action du Radium, on constate que la surface cutanée a bien subi le processus nécrosique dû à l'action des rayons mous α et β, — et ici l'œuvre destructive est manifeste; mais au-dessous de cette eschare, l'hypoderme et le muscle présentent des cellules qui ont *repassé de l'état adulte à l'état embryonnaire*. A ce niveau, le processus d'activation et de cytopoïèse est manifeste. Enfin, au-dessous de cette deuxième couche, s'en trouve une troisième dont les éléments cellulaires sont moins modifiés mais accusent encore des changements certains. On est là encore en plein métabolisme cellulaire. D'où ce double fait à retenir, c'est que, à haute dose et appliqué pendant un temps prolongé, le Radium est un destructeur énergique des cellules et son action est d'autant plus grande que le tissu est de formation plus récente ou de renouvellement plus fréquent.

Evidemment, il y a bien d'autres choses à dire. C'est ainsi, par exemple, que M. Danysz a noté l'extrême sensibilité du tissu nerveux pour les agents radioactifs; l'intestin et le péritoine, par contre, seraient moins fragiles.

Ce sont ces multiples découvertes sur les effets du rayonnement en rapport avec la variété et l'âge des tissus qui sont à la base, aujourd'hui, de toutes les études poursuivies à propos du traitement des tumeurs par le Radium. Toutefois, l'effort actuel, si admirable qu'il soit et si prometteur, a peut-être trop fait oublier en France un autre mode d'utilisation du Radium; nous voulons parler de son emploi par voie interne, très en faveur à l'étranger. C'est ce procédé thérapeutique qui va maintenant nous retenir. Vous verrez que le sujet en vaut la peine.

CHAPITRE III

La Radiumthérapie par voie interne.

Ce mode d'emploi du Radium date de 1906; à Wickham et à M. Degrais revient l'honneur d'avoir eu, les premiers, l'idée de porter le Radium en solution au sein même des tissus et par injection hypodermique. Il s'agissait d'un lupus très rebelle; les résultats furent d'emblée excellents. La tentative hardie des radiumthérapeutes étant couronnée de succès, des imitateurs moins prudents suivirent. Il faut reconnaître que le Radium, ainsi administré un peu brutalement, tantôt en ingestion *per os*, tantôt en injections hypodermiques, finit par avoir contre lui, non pas seulement son prix d'achat, mais encore l'imprécision de son mode d'emploi. Pour évoquer un mot célèbre, les indications étaient trop, et trop diverses. Au milieu de ce chaos, le praticien n'arrivant plus à s'y reconnaître hésitait et finalement renonçait à un agent thérapeutique qui, en d'autres mains, donnait les meilleurs résultats.

Quoi qu'il en soit, la thérapeutique interne du Radium était stationnaire et comme en sommeil, lorsque parurent les travaux des chimistes sur l'action des eaux minérales radioactives. Depuis longtemps, on avait constaté que telle eau, de minéralisation presque insignifiante, était d'une activité extraordinaire quand on la puisait au griffon, mais qu'elle redevenait indifférente et sans vertu médicatrice dès qu'elle avait voyagé cinq ou six jours. En décelant le Gaz-Emanation dans ces eaux minérales radifères, les physiciens et les chimistes nous expliquèrent du même coup le pourquoi de l'action fugace des Eaux radioactives. En passant à travers des sols plus ou moins chargés de produits radifères, les dites Eaux se saturent d'Emanation et arrivent ainsi au griffon en pleine charge; mais au bout de quatre jours, l'Emanation ayant disparu, suivant la loi inéluctable qui la régit — loi des quatre jours — l'eau redevient neutre au point de vue radio-activité.

J'insiste sur ce fait, non point tant par l'intérêt historique qu'il peut présenter mais surtout parce qu'il donna l'idée de revoir de plus près et de reprendre méthodiquement l'étude de la Radiumthérapie par voie interne. Que n'obtiendrait-on pas si l'on arrivait à saturer sans danger les humeurs de l'organisme du Gaz-Emanation! Quels espoirs si l'on réussissait à utiliser la propriété si particulière de l'Emanation, qui rend radio-actifs tous les éléments avec lesquels elle entre en contact, produisant ainsi, au plus profond des tissus, de la radioactivité induite à laquelle aucun germe, aucune toxine, aucun tissu malin ne résisteraient! Cette méthode aurait enfin l'immense avantage d'utiliser en permanence et le rayonnement et l'Emanation, d'où une action double.

Mais il s'agissait de savoir d'abord si le Radium, administré par voie interne, était ou non sans danger. Au cours de leurs essais, où ils utilisèrent le bromure de Radium cristallisé, préparé par notre regretté prédécesseur Jaboin, MM. Degrais et Wickham constatèrent que les sels solubles de Radium étaient absolument inoffensifs. Le seul inconvénient qu'ils présentaient, et qui était à prévoir, dépend de leur solubilité même. Au bout de très peu de jours, cinq, six, ils ont disparu de l'organisme, d'où ils ont été éliminés soit par le rein, soit par les féces.

C'est alors que Dominici, avec Faure Beaulieu puis avec Jaboin et M. Beaudoin, et enfin plus tard avec M. le professeur Petit, d'Alfort, étudia, dans un très beau mémoire [1], l'action du sulfate de Radium précipité par Jaboin, sous forme de poudre impalpable, dans une solution isotonique (NaCl à 7/00). « Les éléments du métal, véhiculés par la solution, se présentent comme des petits corps ovoïdes très réfringents, de dimensions oscillant autour de celles des hématies humaines, inférieures à celles des grands leucocytes. »

Dans une première série d'expériences avec M. Faure-Beaulieu, Dominici injectait le Radium dans les tissus conjonctivo-vasculaires de l'aine ou de l'oreille chez le lapin ; dans l'appareil trachéo-bronchique de divers animaux ; dans le parenchyme de la rate du lapin et dans la veine marginale de lapins adultes. Ces expériences permirent d'établir que le métal se retrouvait encore dans les différents tissus au bout de soixante-sept jours. De plus, on constatait que les principales zones d'arrêt du métal étaient :

1° Après injection dans le tissu cellulaire sous-cutané et le tissu musculaire strié de l'homme ou des animaux : *les interstices lymphatiques de ces tissus* ;

2° Après injection dans l'appareil trachéobronchique : *les interstices lymphatiques du poumon et de la plèvre;*

1. *Des sels de Radium insolubles en thérapeutique*, par le Dr Dominici, *Presse médicale* du 16 mars 1910, n° 22.

3° Après injection dans la rate : *le parenchyme splénique ;*

4° Après injection dans le système veineux : *le réseau capillaire sanguin du poumon et, consécutivement, celui du rein, du foie, de la rate, du système nerveux et d'autres organes.*

La persistance du sulfate de Radium dans la rate démontre que l'arrêt de ce corps dans les tissus vivants ne ressortit pas simplement à un processus banal d'embolie, étant donné la disproportion existant entre les grandes dimensions des lacunes veineuses de la rate et des vésicules spléniques, d'une part, la petitesse des grains de Radium, d'autre part.

Nous pensons, Faure-Beaulieu et moi, que les grains de Radium sont incarcérés, suivant des conceptions au reste très connues, en partie dans les macrophages de Metchnikoff, en partie dans les éléments fixes du tissu conjonctif.

Les premiers résultats furent confirmés et dépassés par la suite de nos recherches, car nous pûmes déceler la présence du sulfate de Radium dans les organes d'un lapin ayant reçu 5/100 de milligramme (50 microgrammes Jaboin) de sel de Radium dans la veine marginale de l'oreille, *un an et demi après l'injection.*

Par contre, il fut impossible de mettre en évidence la radioactivité des organes d'un autre lapin dans le système veineux duquel on avait introduit, le 10 juin 1908, 3/100 cm. de milligramme de sulfate de Radium, et qui fut sacrifié le 24 juillet 1909. En treize mois, il s'était débarrassé du Radium injecté, ou tout au moins n'en avait gardé qu'une quantité insuffisante pour pouvoir être décelée par les procédés usuels.

Il semble donc que pour l'organisme du lapin, c'est entre 20 et 50 millièmes de milligramme que se trouve la dose minimum de sulfate de Radium suffisante pour obtenir une fixation excédant une année. Mais il faudra d'autres expériences pour établir cette limite d'une façon plus précise et définitive.

Quoi qu'il en soit, les expériences que nous avons exécutées avec Faure-Beaulieu démontrent d'une façon indiscutable l'arrêt et le séjour prolongé du sulfate de Radium dans les territoires organiques tels que *le tissu conjonctivo-vasculaire, le tissu musculaire strié, le poumon, le foie, la rate, etc.*

Il restait à prouver qu'une certaine quantité de ce sel pouvait être mobilisée dans l'appareil vasculaire sanguin et y circuler d'une façon continue comme en un système clos.

Cette preuve a été apportée par les recherches que j'ai faites en collaboration avec le professeur Petit, d'Alfort, et M. Jaboin, docteur en pharmacie.

Le 12 juillet 1909, dans le service de l'un de nous (Petit), à l'école d'Alfort, nous avons introduit, dans la veine jugulaire droite d'un cheval âgé en bon état, 1 milligramme (1.000 microgrammes) de sulfate de Radium insoluble, préparé par Jaboin, en application du procédé de Dominici et Faure-Beaulieu, et dilué dans environ 250 centimètres cubes de sérum physiologique.

L'injection a été suivie d'une décharge relativement abondante, mais passagère, du sel de Radium, après laquelle l'élimination est devenue remarquablement faible en suivant une progression décroissante.

La prise de sang, faite six mois après le début de l'expérience, nous a permis de constater qu'une certaine quantité de sulfate de Radium continuait de circuler dans l'appareil vasculaire sanguin de l'animal.

Des expériences que nous venons d'exposer se déduit d'une façon formelle la troisième proposition que nous voulions démontrer, à savoir *la possibilité d'obtenir, par l'injection d'un sel de Radium insoluble, la radioactivité permanente et de certains organes, et du sang, et enfin de l'organisme entier.*

En effet, le sulfate de Radium qui est fixé dans les tissus, celui qui est mobilisé dans l'appareil vasculaire, représentent autant de foyers producteurs d'émanation, laquelle se dissout dans les milieux organiques en leur conférant la radioactivité induite.

Cette radioactivité à la fois locale et générale de l'organisme de l'homme et des animaux n'a entraîné aucun trouble de la santé [1], ce dont il ne faudrait pas induire qu'elle est sans effet sur la physiologie des tissus vivants.

Il est permis de supposer que la radioactivité, déterminée par les doses de sulfate de Radium que nous avons mises en usage, modifie la nutrition et les réactions des éléments vivants.

Des recherches inédites nous incitent à croire que ces injections suractivent l'hématopoïèse sans occasionner la pléthore, excitent les fonctions digestives sans produire d'hypersécrétion morbide, stimulent le système nerveux sans provoquer de phénomènes spasmodiques. C'est pourquoi nous avons expérimenté le sulfate de Radium au point de vue thérapeutique [2].

Les affections traitées furent des tumeurs malignes, telles que des épithéliomes et des sarcomes; des néoplasies bénignes, telles que les chéloïdes; des maladies infectieuses, telles que l'ostéomyélite chronique, le lupus, la tuberculose pulmonaire à la période précachectique; des états septicémiques variés.

Les résultats obtenus furent, d'une façon fréquente : 1° *la disparition ou l'atténuation des douleurs accompagnant les tumeurs malignes, les foyers infectieux profonds, la méningite tuberculeuse ;* 2° *la diminu-*

1. Du moins pour les doses de sulfate de Radium injectées qui n'ont pas dépassé 6/100 de milligramme (60 microgrammes) pour le lapin ; 1/10 de milligramme (100 microgrammes) pour l'homme; 1 milligramme (1000 microgrammes) pour le cheval.

2. La technique se réduit à injecter le sulfate de Radium en suspension dans la solution saline de Jaboin dont il a été question plus haut, à la dose de 1 à 2 centièmes de milligramme par injection (20 microgrammes). Nous n'avons guère dépassé jusqu'ici pour les injections pratiquées chez l'homme la dose de 1/10 de milligramme (100 microgrammes). Ces injections furent pratiquées : pour les tumeurs et les lésions inflammatoires, dans les interstices des tissus de la région malade; pour la méningite tuberculeuse, dans le canal rachidien; pour la tuberculose pulmonaire et les états infectieux généraux, dans le système nerveux.

Avant de procéder à l'injection, on saisit l'ampoule contenant le sulfate de Radium par son extrémité effilée, on la chauffe légèrement à la flamme, on l'agite, on brise ensuite la tubulure pour aspirer le liquide radifère que l'on pousse soit dans les interstices des tissus, soit dans le système veineux.

Pour pratiquer une injection dans les veines, il nous paraît parfaitement inutile d'inciser la peau pour aborder la veine. On pénètre parfaitement dans celle-ci en introduisant la canule, dans un premier temps, dans le tissu conjonctif péri-veineux; dans un second temps, dans la cavité veineuse.

tion ou la disparition de l'œdème inflammatoire environnant les tumeurs malignes ou les lésions tuberculeuses, du lupus, de l'adénopathie bacillaire; 3° dans quelques cas, un abaissement notable au moins temporaire de la température de malades atteints de tuberculose pulmonaire et le relèvement de l'état général de ces malades; 4° la régression de néoplasies bénignes telles que les chéloïdes.

Si je signale ces faits, conclut l'auteur, ce n'est pas pour en déduire la *certitude* de supprimer par l'injection de sulfate de Radium tous es phénomènes douloureux, et encore moins celle d'atténuer ou d'enrayer les symptômes ou la marche des néoplasies et des maladies infectieuses que je viens d'énumérer. Je n'ignore pas combien il est difficile, en telle matière, de faire la part des coïncidences et des relations de cause à effet, et aussi de la suggestion; néanmoins les résultats, au moins apparents, de ces expériences commencées au point de vue thérapeutique chez le professeur A. Robin, en 1908, avec l'aide de M. Coyon, m'encouragèrent à en continuer l'étude de manière à savoir si les injections de sulfate de Radium possèdent réellement une action curative à l'égard de certains processus morbides et à codifier l'usage d'une méthode dont mes recherches et celles de mes collaborateurs ont établi les principes.

Nous avons tenu à reproduire les principaux points du mémoire si intéressant de Dominici sur les injections de sel insoluble de Radium préparé par Jaboin. On en doit retenir les constatations suivantes :

1° *Pourvu qu'on ne dépasse pas la dose de 100 microgrammes chez l'homme, l'injection de Radium est sans danger.*

2° *L'injection de Radium modifie la nutrition et les réactions des éléments vivants dans un sens favorable.*

3° *Et enfin, elle produit une atténuation certaine de la douleur.*

Nous pourrions, à ce propos, noter dès à présent que cette atténuation est si manifeste chez certains malades, qu'ils réclament l'injection de radium en disant : « Faites-moi ma piqûre de *morphine*, je souffre trop sans cela. »

CHAPITRE IV

Le Radium : son action sur la nutrition. Etude des urines et du sang.

Pour revenir à l'action des sels insolubles, nous devons maintenant résumer les deux travaux de M. L. Chevrier, chirurgien des hôpitaux de Paris, et dont le second mémoire, en particulier, est d'une portée aussi grande que celui de Dominici. M. Chevrier qui, à une grande élégance d'esprit, joint une très vive clarté d'exposition, émettait dans son premier mémoire l'idée suivante, que nous tenons tout d'abord à résumer [1].

Lorsque le chirurgien a enlevé une tumeur, son plus ardent désir, cent fois conforme à l'intérêt du malade, c'est que la tumeur ne récidive pas, ou récidive le plus tard possible. Eh bien ! pourquoi ne pas utiliser préventivement le Radium en injectant, dans la région d'où l'on a enlevé la tumeur, une solution de radium insoluble, dont la radioactivité directe ou indirecte mettrait à mal les cellules embryonnaires dès qu'elles tenteraient de se reproduire ? Les riches peuvent utiliser les applications de Radium ; les injections de sels radifères, que l'auteur appelle le « Radium du pauvre », remplaceraient peut-être avec succès les applications multiples de radium, telles que les pratiquent les radiumthérapeutes. Nous savons que l'idée de M. Chevrier a été reprise, et elle méritait de l'être. Malheureusement, la guerre étant survenue, les résultats n'avaient pu jusqu'ici être publiés.

Dans son second mémoire [2], où les expériences cliniques se déroulent, complètes et ingénieuses, et où il ne s'agit plus seulement de vues de l'esprit, M. Chevrier injecte le sulfate de Radium insoluble, à la dose de 20 microgrammes. Sa méthode diffère de celle de Dominici en ce sens qu'il injecte, lui, le médicament dans le tissu hypodermique, alors que Dominici employait la *voie veineuse*. Aussi l'élimination chez ses malades se fait-elle par les

1. *Quelques réflexions personnelles sur la lutte contre le cancer par le Radium*, par M. L. Chevrier, chirurgien des hôpitaux de Paris, *in Presse médicale* du 18 décembre 1909, n° 101.

2. *De quelques effets généraux de petites quantités de sels insolubles de Radium introduits dans l'organisme* (*urine et sang*), par M. L. Chevrier, chirurgien des hôpitaux.

féces et non par le rein, comme chez ceux de Dominici. Il n'y a rien là au surplus de surprenant : à méthode différente, déterminisme différent.

Ce qui est intéressant, par contre, ce sont les modifications de l'urine et du sang chez les malades, après les injections. MM. Jaboin et Bader, qui firent les analyses d'urine et les examens de sang, ont fourni une documentation abondante d'où je ne puis extraire qu'une série d'analyses, la place me manquant pour en donner davantage. Ceux que la question intéressera n'auront qu'à se reporter au mémoire original, pages 182-183 de la *Tribune médicale* 1910, où se trouvent notamment de nombreux graphiques. Vient d'abord la première analyse, effectuée le 7 novembre 1908, puis deux autres, consécutives à l'injection du médicament :

	7 Novembre	8 Novembre	9 Novembre
Volume	*1200*	*1200*	*1300*
Densité	*1015*	*1018*	*1020*
Résidu à 100	34,8	41,3	47,1
— minéral	10,4	12,5	14,3
— organique	24,4	28,4	32,8
Acidité	44	49	61
Azote total	*7,5*	*11,5*	*12,9*
Urée	*14,7*	*22,3*	*25,2*
Azote d'urée	*6,8*	*10,4*	*11,7*
Acide urique	*0,42*	*0,46*	*0,60*
Acide phosphorique	*1,14*	*1,47*	*1,88*
NaCl	7,9	9	8,5
Chl	4,7	5,45	5,1
Rapport $\frac{\text{Acide urique}}{\text{Urée}}$	2,86	2,06	2,38

Un simple coup d'œil permet de constater ce fait paradoxal de l'augmentation du volume de l'urine émise après injection, marchant de pair avec l'augmentation de la densité. A signaler de même l'élimination de l'acide urique, considérablement accrue ; de même pour l'acide phosphorique. Certaines analyses révèlent à ce dernier point de vue de véritables décharges uratiques, décharges cycliques qui reviennent tous les quatre jours (!?).

On peut en tout cas affirmer, d'après la lecture des analyses, que les combustions organiques sont activées d'une façon intense par la présence, dans l'organisme, des sels insolubles de Radium. « Je suis persuadé, écrit M. Chevrier, qu'on possède dans le

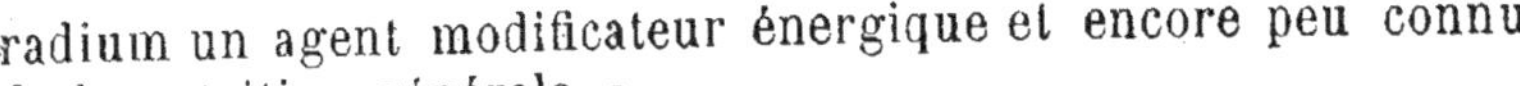

radium un agent modificateur énergique et encore peu connu de la nutrition générale. »

Et ce qui le prouve mieux encore, ce sont les phénomènes observés du côté du sang. D'abord les globules blancs baissent de nombre au bout de quatre heures, pour osciller ensuite, mais en restant toujours inférieurs à la normale, à moins que ne survienne une menace d'inflammation. En ce cas, la leucocytose est abondante et rapide.

Toute autre constatation, par contre, du côté des globules rouges. Voici une malade qui était à l'hôpital depuis deux mois. Le 5 janvier, on constate chez elle *3.300.000* globules rouges, après injection du 6 au 17 janvier le chiffre monte progressivement à *3.500.000* globules, pour passer du 17 au 19 janvier à *3.750.000*, soit un *gain total de 450.000 globules* en vingt-trois jours.

Ce n'est pas tout. « Cette augmentation progressive et régulière du nombre des globules va de pair avec une amélioration de la valeur globulaire de 70 à 108 °/₀ ainsi que le montre l'hématimètre. Il serait intéressant, ajoute l'auteur, de voir si la guérison ou l'amélioration des anémies symptomatiques par l'injection des sels de Radium est durable et permanente. En tous cas, les faits que j'ai observés établissent la valeur des petites doses de Radium, au moins pour l'amélioration temporaire des anémies. »

Mais voici la conclusion du mémoire :

« Je conclurai en disant que ces actions activantes du Radium, tant sur la nutrition que sur l'hématopoïése, ne doivent pas surprendre outre mesure : le Radium à petites doses produit des effets excitants qu'on commence à peine à étudier, tandis qu'à haute dose, il a des effets sidérants et nécrosants qu'on a connus d'abord. Cette antithèse entre l'action des faibles et des hautes doses n'a rien d'étrange ni de mystérieux, elle est la vérification d'une loi de pathologie générale qui s'applique à la plupart des agents physiques et des médicaments. »

On ne saurait mieux dire.

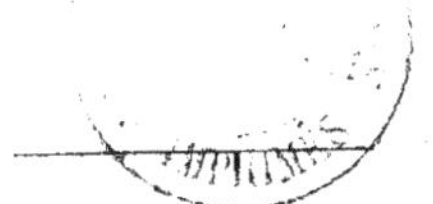

CHAPITRE V

La Radiumthérapie interne dans les affections aigües
Observations cliniques

Jusqu'ici, les faits cités et les résultats obtenus ne relèvent que d'affections chroniques. M. le professeur Rénon a publié le premier, en collaboration avec M. Marre, un important travail sur l'application du Radium dans des cas aigus [1].

« Ces injections, disent en débutant les auteurs, suractivent l'hématopoïése sans occasionner de pléthore; elles excitent les fonctions digestives sans produire d'hypersécrétion morbide, elles stimulent le système nerveux sans provoquer de phénomènes spasmodiques ». C'est pourquoi les auteurs n'hésitèrent pas à les pratiquer dans des cas aigus, au nombre de 41. Nous avons résumé les dits cas dans un court tableau.

Pneumonie.	9 malades	7 guérisons.
Broncho-pneumonie et congestion pulmonaire.	8 malades	7 guérisons.
Pleurésie tub. avec épanchement. . .	2 —	0 —
Péritonite tuberculeuse.	1 —	0 —
Tuberculose aiguë.	2 —	0 —
Méningite tuberculeuse.	2 —	0 —
Méningite de nature indéterminée. .	1 —	1 guérison.
Méningitisme chez un tuberculeux. .	1 —	1 —
Fièvre typhoïde	6 —	6 —
Rhumatisme gonococcique	4 —	3 —
Myélite aiguë	1 —	0 —
Septicémies à streptocoques, staphylocoques, etc.	4 malades	3 guérisons.

Les doses *quotidiennes* de Radium injecté ont été de 2 à 20 microgrammes. Pour la durée du traitement, ces doses, variables d'ailleurs, se sont élevées jusqu'à 300 microgrammes dans un cas d'infection par streptocoques.

Le premier mémoire de MM. Rénon et Marre date de 1910. Les conclusions des auteurs, que M. Barcat, dans son beau livre, qualifie de très prudentes, trop prudentes même en ce qui concerne les infections gonococciques, ne sont pas bien favorables. Les voici intégralement reproduites.

1. *Journal des Praticiens* du 2 avril 1910.

1° Les injections sous-cutanées, intraveineuses, intrapulmonaires, intrapleurales, intrapéritonéales, intrarachidiennes de sulfate de Radium sont inoffensives.

Toutefois, chez les enfants, surtout quelques heures après l'injection, il existe parfois un état passager soit de dépression cardiaque, soit d'agitation.

2° Ces injections sont indolores, ne provoquent pas de réaction locale, n'élèvent pas la température, sauf dans quelques cas rares, et n'entraînent pas la diurèse.

3° Leur action thérapeutique reste très discutable. Pour une même catégorie d'infections, certains résultats ont paru un peu surprenants; mais dans la plupart des cas, l'effet a été absolument nul, car on ne peut tenir compte des guérisons de pneumonies si souvent curables. Dans les infections gonococciques, l'action semble plus constante. Dans les cas rares, heureusement influencés, impossible de dire encore s'il s'agit d'un effet thérapeutique réel ou d'une suggestion toujours possible quand il s'agit d'un nom magique comme celui du Radium.

Le peu d'enthousiasme de M. Rénon, à la suite de ses dix premières années d'expériences, ne l'empêcha heureusement pas de persévérer dans l'application du Radium par voie interne. Dans un mémoire publié tout récemment [1], le maître déclare s'en tenir à ses premières conclusions, qu'il reproduit intégralement. Trois faits intéressants sont toutefois à signaler dans cette deuxième étude. C'est d'abord l'influence heureuse de l'injection de sulfate et de bromure de Radium dans deux cas de pleurésie cancéreuse. L'action analgésiante a été remarquable, les douleurs atroces subies par les malades ayant presque complètement disparu. Même résultat excellent dans un cas de cancer du poumon. Succès également manifeste dans le rhumatisme gonococcique et, fait nouveau, dans le rhumatisme chronique déformant, si rebelle. Voici au surplus ce qu'en dit l'auteur :

Rhumatisme chronique. — Dans le rhumatisme chronique déformant, j'ai, dans les quatre cinquièmes des cas, obtenu des résultats très intéressants par un traitement mixte avec des injections de 5 à 10 centigrammes de thiosinamine alternant avec des injections de 1 ou 2 microgrammes de sulfate ou de bromure de radium. On notait un arrêt dans le processus déformant, un retour à une mobilité réduite permettant la cure de massage, la mécanothérapie et la médication thermale. Ce traitement radio-chimique est, pour moi, à l'heure présente, un des modes thérapeutiques les meilleurs du rhumatisme chronique.

1. *Sur l'action thérapeutique de l'injection et de l'ingestion des sels de Radium et de Mésothorium*, par M. L. Rénon, *in L'Hôpital*, février 1920, n° 16.

Bien que nous tenions à nous abstenir de toute argumentation qui pourrait faire penser à un plaidoyer, nous ne pouvons nous empêcher, après la lecture du second mémoire de M. Rénon, de trouver bien sévères ses conclusions à l'endroit d'un médicament envers lequel une fidélité de vingt années n'aurait été couronnée que d'inconstance. En réalité, ne lui a-t-il pas trop demandé? Ou bien, par crainte d'être trop hardi, s'est-il refusé trop systématiquement à enregistrer ses dons ? Six guérisons de fièvre typhoïde sur six cas, cela compte tout de même, et aussi sept guérisons sur huit cas dans la pneumonie. Mais il n'importe. Retenons simplement que le sévère thérapeute reconnaît aux injections de Radium une complète innocuité, et quel qu'en soit le mode, sous-cutanées, intra-veineuses, intra-rachidiennes, etc., elles sont également indolores et elles produisent çà et là des effets véritablement surprenants.

Dans une communication à la *Société de thérapeutique*, en juin 1919, MM. G. et D. Bardet [1] semblent, à notre avis, avoir vu sous un angle plus net la question de la Radiumthérapie par voie interne. Au surplus, de leur intéressant travail nous détachons quelques considérations générales et une observation. Les voici :

Les métaux colloïdaux agissent, non pas suivant une action chimio-thérapique, mais suivant une action physique. Les granulations métalliques sont des vecteurs d'énergie, parce qu'elles sont porteuses d'une charge électrique donnée. Par conséquent, il était à supposer que les préparations radioactives devaient agir dans le même sens. Autrement dit, quand on injecte dans la circulation 1 centimètre cube d'un liquide contenant 10 microgrammes de Radium, l'action ne sera pas attribuable à la trace infime de Radium, mais à la charge d'émanation de la solution, charge qui se mesure par 10 millimicrocuries, soit une quantité d'émanation représentant la mise en liberté d'une quantité d'énergie extrêmement considérable, sous forme de rayons alpha (hélium électrisé), de rayons béta (électrons) et de rayons gamma beaucoup plus nombreux que les premiers et doués d'un pouvoir beaucoup plus marqué.

Comment se manifeste-t-elle ? poursuivent MM. Bardet. Personne ne saurait le dire mais elle existe. Et ils se demandent s'il n'y a pas dans ce médicament un agent « capable de nous fournir les *effets cynétiques* remarquables, déjà observés dans l'emploi de préparations métalliques colloïdales particulièrement actives. »

Il y a là plus qu'un espoir, nous permettrons-nous d'ajouter, car l'action cynétique du Radium ne saurait faire doute

1. *Contribution à l'étude de l'emploi interne du Radium et de son émanation*, par MM. G. et D. Bardet, *in Bulletin général de thérapeutique*, septembre 1919, nº 15.

pour ceux qui, comme nous, ont consulté les dossiers des partisans de la Radiumthérapie par voie interne et qui, tous, proclament à l'envi la réalité et l'efficacité de cette action. Ce qui rend l'esprit rebelle à cette idée, n'est-ce pas sa nouveauté même? L'action chimique d'un médicament est admise par tous, même si aucune expérience ne vient l'étayer. L'action physique, elle, en dehors de la chaleur, de la lumière et des médications externes, est, au contraire, plus difficile à concevoir en allopathie; elle n'en existe pas moins, comme disent MM. Bardet. L'observation qu'ils publient va d'ailleurs en fournir la preuve manifeste.

Notre premier essai eut lieu chez une femme atteinte de septicémie utérine, entrée à l'hôpital le 3 mars 1915, après une fausse couche faite le 10 février précédent. Etat général grave, température oscillant depuis quinze jours entre 38°5 et 40°. Hémoculture donnant du staphylocoque; au cours du traitement 3 hémocultures furent faites et donnèrent toujours ce microorganisme. On administre l'électrargol (intraveineux) le 3 et le 4, et le 5 on pratique un curettage qui ramène des fragments placentaires en putréfaction. L'état général s'aggrave malgré les soins locaux et des injections régulières d'électrargol, la température reste vers 40°; frissons fréquents. Le 17 mai, l'état de la malade est particulièrement grave et la mort paraît imminente. C'est à ce moment qu'on fait le matin, à 10 heures, dans la veine du coude, une injection de 10 cc., d'une solution isotonique contenant au total 100 microgrammes de Radium (1 dixième de milligramme) à l'état de bromure, soit une quantité d'émanation équivalente à un dixième de millicurie, qu'on peut envisager comme considérable. Le soir, le thermomètre monte à 41°3; c'est un fait à remarquer, car il est caractéristique de la réaction intense généralement provoquée par le Radium chez les fébricitants. Il est probable que cette élévation doit coïncider avec une forte élimination d'urée, signe d'une importante leucolyse; mais malheureusement le moment où fut prise l'observation ne permettait pas de faire des analyses. La malade présentant de l'hypotension marquée, il est pratiqué une injection de sérum adrénaliné et ensuite une injection d'huile camphrée au cours de la nuit. Le lendemain, la température tombe au-dessous de 40°, la malade a repris connaissance. Le 19, on constate une légère congestion pulmonaire, mais la température ne monte pas. Du 21 au 25, encore quelques oscillations de température, une prise de sang donne encore une réaction positive à l'hémoculture. A partir du 26, les frissons disparaissent pour ne plus revenir, la température est redevenue normale, l'état général est bon, l'appétit revient, la guérison est aussi complète que subite, puisque le 25 il y avait encore un peu de température.

Dirons-nous coïncidence ? On avouera que lorsqu'il s'agit d'une maladie aussi généralement grave que la septicémie, d'une malade mourante, considérée comme décidément perdue, on aurait tort de se montrer trop sceptique. Dans tous les cas, une femme était mourante le 17, on lui introduit dans la circulation une charge considérable de particules radio-actives, une réaction intense se manifeste (41°3). Du

18 au 25, elle lutte avantageusement, sa température baisse lentement et, le 26, une fois les phénomènes infectieux disparus, elle est guérie. Voilà le fait. Si nous le rapprochons des trois cas d'apparence favorable signalés par M. Rénon, nous croyons avoir le droit de dire que ces quatre coïncidences doivent éveiller notre attention. Dans tous les cas une conclusion s'impose, c'est que le jour où le médecin se trouve en présence d'une septicémie ultime, il a avantage à essayer les injections de Radium à haute dose.

Suit une seconde observation de fièvre typhoïde à forme hypertoxique, également guérie, contre tout espoir, par le Radium.

Nous ne la publions pas parce qu'elle est moins suggestive que la précédente ; mais nous signalerons l'insuccès de la thérapeutique dans un cas de granulie. L'injection fut pratiquée en plein collapsus et *in extremis*, pour donner satisfaction à l'entourage. Les auteurs avaient tellement foi dans la médication nouvelle qu'ils escomptaient presque — on le sent et de cette foi nous les louons — un miracle. S'il ne se produisit pas, il n'en reste pas moins que la thérapeutique interne radioactive est pour eux pleine d'avenir.

CHAPITRE VI

Applications thérapeutiques du radium

Nous avons tâché, jusqu'à présent, d'exposer la question du Radium, telle qu'on doit l'envisager aujourd'hui. Mais notre travail eût été trop incomplet pour le praticien, auquel il est destiné, si nous ne l'avions fait suivre d'un chapitre sur les applications thérapeutiques.

Nous devons avouer, toutefois, que nous n'avons pas laissé que d'être quelque peu embarrassés par la grandeur de l'œuvre poursuivie durant des années par notre regretté prédécesseur Jaboin. Sans cesse préoccupé d'agrandir le domaine d'action du Radium, toujours prêt à répondre aux sollicitations des novateurs, imaginant telle ou telle préparation originale, notre éminent confrère, à qui la Radiumthérapie doit tant, avait fini par additionner de Radium la plupart des médicaments. Parfois, on l'en plaisantait amicalement, et l'on avait bien tort ; l'événement ne devait-il pas prouver, comme nous l'avons exposé ci-dessus, que des doses minimes de Radium avivent et exaltent en quelque sorte l'action de certains médicaments ?

Il n'en reste pas moins qu'au milieu de tant de produits, le praticien aurait fini par ne plus s'y reconnaître. Toute cette variété convenait à merveille à la tâche du début ; mais avec le filtre du temps, tout s'est modifié, clarifié et simplifié.

Le Laboratoire pharmaceutique du Radium de Jaboin, dont nous avons pris la direction, est le premier qui, dans le monde entier, ait étudié les produits médicamenteux radifères et radio-actifs. Il est aussi le seul qui se soit spécialisé dans les recherches sur le Radium en restant dans le domaine purement médical.

Cet Établissement scientifique, muni de tous les appareils nécessaires : Electromètre de Curie, Condensateurs, Électroscopes, Quartz Piezo-électrique, etc., etc., a créé successivement toute la série des agents thérapeutiques dérivés du Radium et spécialement les préparations dont nous allons parler maintenant.

I

1° Ampoules au Radium soluble ou Radiosérum Jaboin

Contre les Rhumatismes chroniques, les Affections goutteuses, la Dépression, l'Anémie, les Néoplasmes.

Les expériences poursuivies par Dominici, avec la collaboration de notre regretté prédécesseur Jaboin, et l'expérience de nombreux médecins qui utilisent les ampoules de sérum radifère Jaboin, semblent indiquer de préférence l'emploi des doses de 2 et 5 microgrammes, mais nous préparons toute la série des doses de 1 à 30 microgrammes et plus.

Le Radiosérum Jaboin est du Bromure de Radium en solution stérilisée isotonique à des doses variant entre 1 à 30 microgr. par ampoule de 1 cm^3 10 environ.

Il s'emploie en injections hypodermiques (par périodes variables de vingt à quarante) tous les deux jours contre le rhumatisme chronique, les affections goutteuses, la dépression, l'anémie, les néoplasmes, les maladies mentales.

Il suffit de prescrire : Radiosérum Jaboin à x micros par ampoule, une boîte de 3, 6 ou 12 ampoules, selon les doses.

Des remarques qui nous ont été faites, il nous semble qu'on doit dégager quelques indications assez nettes, et les voici :

Le sérum radifère a, aux petites doses, une action d'ordre général manifeste, et qui est la stimulation, l'activation, comme disent les biologistes, des défenses de l'organisme. C'est ainsi que nous voyons ordonner des ampoules à 1, 2, 3, 4 microgrammes, dans tous les états infectieux où l'on aura besoin de stimuler l'organisme. Par contre, la séro-radiumthérapie doit se faire plus audacieuse et plus active lorsqu'elle est dirigée contre les néoplasmes ou tout au moins contre les douleurs néoplasiques. Ici, la dose requise est au minimum de 5 microgrammes (5 millièmes de milligrammes). On va même jusqu'à 40 micros, mais ceci est une affaire d'indication et aussi de prix.

En résumé, on trouve dans nos laboratoires toutes les ampoules possibles de sérum radifère, dosé à partir de 1 microgramme jusqu'à 30 microgrammes et plus. Pour les hautes doses, tenir bien compte de l'état du rein et du cœur. Les résultats sont tels, en tous cas, que chaque jour l'emploi du sérum radifère Jaboin ou Radiosérum Jaboin se généralise et que maints praticiens le préfèrent, dans les néoplasmes, à la morphine.

Nous préparons aux mêmes doses les ampoules au bromure de mésothorium.

2° Ampoules de Radium insoluble Jaboin au Sulfate de Radium

Même technique pour le sulfate de Radium, dont les ampoules sont préparées aux mêmes doses que le bromure de Radium mais en suspension dans la solution isotonique de NaCl.

Le Radium insoluble Jaboin est du Sulfate de Radium obtenu par précipitation directe dans un soluté isotonique.

Il s'emploie comme le Radiosérum Jaboin en injections hypodermiques par périodes de 20 à 40 injections exactement aux mêmes doses (1 à 30 micros par ampoule). On doit chauffer un peu l'ampoule à la flamme et l'agiter vivement avant de l'ouvrir pour aspirer le contenu avec la seringue.

Indications thérapeutiques : Analgésique pour tumeurs, névralgies, rhumatismes d'origine gonococcique, contre l'infection dans la pneumonie, dans la méningite tuberculeuse, anémie, dépression.

RENSEIGNEMENTS PRATIQUES

En raison du prix relativement élevé des préparations aux sels de Radium (3 fr. le microgramme, pour MM. les Médecins), les ampoules de Radiosérum Jaboin (radium soluble) sont délivrées en boîtes de 1 ampoule, 3 ampoules, 6 ampoules et 12 ampoules, selon les doses et comme il est indiqué ci-dessous :

Toutes les doses à partir de 1 microgramme par ampoule peuvent être prescrites en boîtes de 6 ou de 12 ampoules.

Les doses à partir de 2 microgrammes par ampoule sont présentées en boîtes de 3 ampoules en même temps que par 6 et 12 ampoules.

Enfin, les doses à partir de 5 microgrammes sont délivrées en boîtes de 1 ampoule, 3 ampoules, 6 ampoules et 12 ampoules.

II

Boues Radio-actives Actinifères Jaboin

(Adoptées dans les Hôpitaux de Paris)

Contre le rhumatisme, les douleurs et lombagos, l'arthritisme, les maladies cutanées, les orchites, les cancers utérins, les ulcères variqueux

Les boues auxquelles nous donnons la préférence comportent, en effet, l'avantage non seulement de contenir des traces appréciables de Radium, mais encore de renfermer d'autres substances radio-actives telles que l'actinium, si bien qu'on les désigne sous le nom de *boues radio-actives actinifères.*

L'actinium émet surtout, en grande quantité, des rayons A comparativement à la catégorie des rayons α, β et γ émis par le Radium.

Les boues Jaboin sont lavées et sélectionnées ; elles conservent en permanence leur efficacité ; elles ont été adoptées dans les hôpitaux de Paris.

La composition chimique de ces boues, résidus de minerais d'urane, non seulement n'est pas nuisible, mais elle offre en plus un caractère favorable. Elles sont formées, en effet, en grande proportion, par du fer sous forme d'oxyde ou combiné à l'acide phosphorique, d'un peu d'aluminium sous diverses formes et, enfin, en proportions beaucoup moindres, de sels d'uranium, magnésium, sodium et calcium. Aucune de ces substances n'a d'action nocive sur la peau.

Les boues se présentent sous la forme d'une pâte rougeâtre qui contient une certaine quantité d'eau qui rend son emploi plus commode.

Les avantages de ces boues sont d'abord de renfermer des substances radifères qui conservent en permanence leurs propriétés radio-actives. Ainsi, elles émettent constamment de l'émanation, en particulier des radiations analogues, mais sans doute non identiques, à celles du radium. Elles se comportent donc, lorsqu'elles sont appliquées, comme des appareils à radium d'activité très faible, mais par suite pouvant rester longtemps à la même place.

C'est à M. le Dr Octave Claude que sont dues les premières expériences thérapeutiques sur l'action des boues radio-actives actinifères. Il a relaté ses premiers résultats dans une conférence faite au Muséum d'histoire naturelle, en juillet 1909.

Elles ont amélioré ou guéri des *rhumatismes chroniques déformants*, des *rhumatismes articulaires* et différentes *arthropathies*, des *maladies du système nerveux*, des affections cutanées et gynécologiques. Elles ont donné de bons résultats dans les rhumatismes subaigus, où elles ont été souvent employées en même temps que les injections de Radium insoluble (procédé Dominici et Faure-Beaulieu appliqué par le Dr Chevrier, chirurgien des Hôpitaux : *Ampoules de Radium insoluble Jaboin*) [1].

L'étude du traitement gynécologique par les boues radifères a été faite par Mme le Dr Fabre, qui en a obtenu les résultats les meilleurs dans toutes les *affections gynécologiques* spécialement dans les *métrites chroniques*. Leur emploi, en particulier en bains, relève l'état général des malades, qui surtout acquièrent par leur usage soulagement et bien-être.

Les résultats encourageants obtenus par le Dr Alex. Renault dans le traitement des rhumatismes blennorragiques ont été communiqués à la Société de Thérapeutique, et ceux du Dr Thellière, publiés dans sa thèse, ont donné 19 résultats positifs et 10 négatifs.

L'étude continuée ensuite dans les hôpitaux, et par divers médecins, a confirmé les résultats primitifs, si bien que les boues radio-actives actinifères sont entrées maintenant dans le domaine thérapeutique.

Il ne semble pas que la boue radio-active présente de contre-indications spéciales.

« De contre-indications, nous n'en voyons d'autres que celles qui peuvent relever de l'emploi de boues ou de bains en général. Peut-être y aurait-il parfois une intolérance particulière, mais nous ne l'avons jamais rencontrée. »

Tel est le bilan d'une thérapeutique encore jeune, mais qui a donné, comme les produits radifères, des preuves si précieuses de son activité.

Il nous est particulièrement agréable de citer les heureux résultats obtenus par les Drs de Beurmann, Eug. Regnault et Cottin dans le traitement des épididymites blennorragiques [2], *ces résultats ayant été obtenus avec les* Boues radio-actives et actinifères de Jaboin.

1. Cf. conférence faite par Jaboin à la Section de l'Enseignement supérieur belge de l'Exposition de Bruxelles, juillet 1910.

2. Communication Soc. Méd des Hôp., 23 mai 1913; Bull. Méd., 28 mai 1913; Journ. de Physiothér., juillet 1913, p. 369.

Les boues peuvent être employées en applications directes, en bains radio-actifs ou en injections vaginales.

Elles agissent contre le rhumatisme, les douleurs et lumbagos, les maladies cutanées, l'arthritisme, les orchites, les cancers utérins, les ulcères variqueux.

I. — APPLICATIONS DIRECTES DES BOUES

Mode opératoire. — Après nettoyage de la région, la couvrir d'une couche de boue épaisse de 1/2 centimètre environ, de préférence renfermée dans de la gaze hydrophile à la façon d'un cataplasme ordinaire. Si la région est ulcérée ou *facilement irritable*, il est bon de *stériliser* la boue à l'autoclave et de faire aseptiquement le pansement. Le passage à l'autoclave n'altère aucunement la boue.

Recouvrir la région d'un imperméable, taffetas gommé ou gutta-percha, dépassant largement la couche de boue, et le maintenir à l'aide d'une bande. Il vaut mieux, en effet, conserver l'humidité de la boue, qui facilite le dégagement de l'émanation.

D'ailleurs, la boue en se desséchant produit parfois, sinon de l'irritation, du moins des démangeaisons qui peuvent être désagréables. Le pansement ne doit pas, d'autre part, être trop occlusif (gant de caoutchouc, par exemple), pour éviter la macération et l'irritation de l'épiderme. Si la boue a trop de tendance à se dessécher, on peut mettre une compresse humide au-dessous de l'imperméable. Si la peau paraît facilement irritable, cette compresse, recouverte d'ouate, remplace avantageusement l'imperméable.

Durée de l'application. — Trois à quatre heures suffisent souvent pour calmer les douleurs périarticulaires. Le plus souvent, cependant, on fait des applications durant six ou huit heures, ou même toute la nuit. D'autre part, les résultats ne peuvent être ordinairement durables qu'après deux, trois ou plusieurs applications en série. Il n'y a pas d'autre inconvénient à faire les applications pendant huit, dix jours et plus, que *la légère irritation superficielle survenant par exception sur certaines peaux sensibles*. Le repos d'un jour ou deux avec application de vaseline ou de pommade à l'oxyde de zinc[1] l'a toujours fait disparaître complètement. Elle paraît due plutôt au contact d'un corps non stérile et humide qu'au rayonnement. Aussi, peut-on, notamment dans le rhumatisme chronique, les rhumatismes plastiques, laisser la boue à demeure pendant plusieurs jours sans aucune crainte. Dans ces cas, on refait le pansement tous les jours pour que la boue conserve toujours son humidité.

La durée totale des applications varie suivant les cas. Ordinairement, la plus grande partie des résultats curatifs est rapidement acquise, mais il y a aussi parfois des résultats lents ou des résultats tardifs (10 à 15 jours).

Etendue de l'application. — Proportionnée à l'étendue du mal, si l'on veut agir localement. Sur une grande partie ou la totalité du corps si l'on veut pratiquer une médication générale. Dans ce dernier

1. Voici le topique proposé par le Professeur Gaucher :

Oxyde de zinc.	2 parties ;
Poudre de talc	2 parties ;
Huile d'amandes douces .	1 partie.

cas, le nettoyage peut être long et pénible; il vaut mieux, si l'on peut, recourir aux bains.

II. — BAINS RADIO-ACTIFS

Mode opératoire. — On emploie, en moyenne, 250 grammes de boues pour un bain ordinaire de 200 litres, durant une demi-heure, à 37° et répété pendant vingt et un jours.

Mêler la boue au bain ou l'appliquer sur les parties malades et plonger le malade dans l'eau ; puis, massages des régions enduites et rinçage au sortir de l'eau.

Répétitions des cures. — Ordinairement, on fait prendre une série de 21 bains. Mais il est bon de recommencer une série ou plusieurs. Dans un cas de spondylose, la seconde cure pratiquée quelques jours après la première en a accentué les effets. Il semble ainsi que les améliorations produites puissent être rendues plus stables par des séries de bains répétés.

Bains locaux. — On peut parfois substituer les bains locaux aux applications directes (bains de bras, de pieds, etc). Il ne faut pas les prolonger si l'on veut éviter la macération cutanée.

III. — SOINS GYNÉCOLOGIQUES

On pratique des injections vaginales avec de l'eau contenant de la boue en suspension. La dose est de une à deux cuillères à soupe pour une injection de 2 litres. Il faut employer de préférence *la boue* préalablement *stérilisée*. L'injection doit être prise à la température la plus élevée qu'on puisse supporter ; il est préférable d'employer des canules *spéciales en verre à double courant*, qui permettent d'élever cette température de plusieurs degrés sans crainte de brûlures.

Les boues sont employées aussi en *pansements gynécologiques ;* il suffit d'entourer de boue stérilisée des tampons façonnés avec cette boue qu'on place *loco dolenti*.

Les boues Jaboin sont présentées en pots de 1 kilo et de 500 gr.

Contre les ulcères variqueux les boues Jaboin donnent parfois d'evcellents résultats. Leur emploi est le suivant :

1° Appliquer pendant 48 heures des compresses stérilisées imprégnées d'eau bouillie chaude, de façon à déterger les parties ulcéreuses enflammées ;

2° Préparer un cataplasme de *Boues radio-actives aélinifères* à l'aide d'un voile léger de gaz hydrophile et en recouvrir largement la partie malade, puis fixer avec une bande de crêpe Velpeau extensible ;

3° Changer ce pansement tous les deux ou trois jours. Pour ce faire, nettoyer délicatement avec de l'eau bouillie chaude et remettre un nouveau cataplasme ;

4° Continuer le traitement jusqu'à cicatrisation, en maintenant le plus possible le malade au repos.

La durée du traitement est variable. Il faut compter de quinze jours à un mois et même davantage, suivant l'importance du cas à traiter. La persistance du traitement n'offre d'ailleurs aucun danger.

Usages Vétérinaires

Les boues radio-actives actinifères ont été expérimentées dans les maladies des animaux, notamment dans les affections cutanées sous toutes les formes, et dans celles si nombreuses des membres pour ce qui concerne le cheval. Elles ont donné des résultats intéressants dans les *engorgements*, *lymphangite*, *arthrite* et *synovite*, *efforts des tendons*, *crevasses*, *fourchette pourrie*, *crapaud*, etc.

L'emploi des boues radio-actives se fait comme dans la médecine humaine, en applications et en bains.

III

Radioplasme

Application externe de l'émanation du Radium

(mêmes indications que les boues)

Pour répondre aux nombreuses demandes qui nous ont été adressées en vue de créer un dispositif plus commode que les boues pour les petites surfaces à traiter, et pour satisfaire aux vœux des médecins désireux d'utiliser les cataplasmes radifères sans avoir à supporter les frais de transport des boues d'un prix relativement élevé, le laboratoire pharmaceutique du Radium a imaginé le moyen de remplacer efficacement les Boues par un procédé simple et pratique, auquel a été donné le nom de *Radioplasme du Dr Guyenot*. Ce procédé a été breveté.

Etabli d'après une formule due aux recherches de M. le Dr Guyenot, le Radioplasme est constitué par un mélange neutre, complètement indolore et sans action caustique sur la peau.

Sa teneur en bromure de Radium ($Ra, Br^2, 2H^2O$) est constante [1]. — En voici les caractéristiques :

Teneur en $RaBr^2, 2H^2O$. . . . 0 mgr. 002
Teneur en émanation. . . . . 500 milligrammes-seconde
Traces d'actinium et de thorium

En dehors de son action sédative et analgésique toute spéciale résultant de son émanation et de la radio-activité induite qu'il confère à la peau et aux organes sous-jacents qu'elle recouvre, ce radioplasme jouit de propriétés antiphlogistiques très marquées. Une de ses faces, celle qui doit rester en contact avec la peau, est formée d'un tissu perméable marron clair ; l'autre face, où se trouve inscrite la mention « côté extérieur », est au contraire imperméable et ne se laisse pas traverser par l'émanation. Étant donné qu' « un sel de Radium dissous dans un liquide diffuse son émanation par dissolution dans toute la masse liquide et s'échappe dans l'atmosphère à la façon d'un gaz », il suffit, pour remplir ce but avec le Radioplasme, de le plonger dans l'eau chaude et de l'appliquer ensuite, du côté perméable, sur la peau. Aussitôt l'émanation s'échappe, vient se répandre sur la partie malade avec laquelle elle est en contact direct et y pro-

1. *Analyse faite par M. J. Danne, directeur du Laboratoire d'essais des substances radio-actives de Gif.*

duit de la Radio-activité induite, qui, à son tour, donnera naissance à un rayonnement pénétrant les parties profondes, tandis que le côté imperméable empêche la perte de l'émanation dans l'atmosphère et concentre son action thérapeutique sur le point voulu, sans aucune déperdition. Le traitement externe est devenu ainsi d'une manipulation très simple, d'une grande propreté, tout en permettant l'utilisation de toute l'énergie des sels de Radium contenus dans le Radioplasme.

Pour employer le Radioplasme on le plonge dans l'eau bouillante ; on l'y laisse environ cinq minutes pour que le gonflement s'opère et on l'applique ensuite sur la partie malade (du côté où il n'y a pas d'inscription). On assure son adhérence au moyen d'une bande ou d'une serviette et on le maintient en place pendant 8 à 12 heures suivant les indications du médecin.

Pour conserver plus longtemps la chaleur, on peut envelopper d'une épaisse couche d'ouate le pansement ainsi formé.

Pour obtenir une décharge d'émanation très rapide, on peut piquer çà et là, de quelques coups d'aiguille, le côté à appliquer sur la peau en ayant soin de ne pas perforer le côté extérieur imperméable.

La manipulation de ce Radioplasme ne présente aucun danger. Pas de démangeaisons ni de brûlures à craindre. Cette méthode est éprouvée.

IV

La Radioactine

contre la Bacillose

L'association de l'iode organique, du menthol, de l'eucalyptol et du radium a, depuis plus de dix années, fait ses preuves en clinique thérapeutique.

Il n'est personne, en effet, qui, expérimentalement, ne connaisse les propriétés antiseptiques de l'*Iode* et son action élective sur les globules blancs et la phagocytose. Pas davantage n'est ignorée l'efficacité du *Menthol* au point de vue bactéricide. Mais ce qui fait la caractéristique de la *Radioactine*, c'est qu'à l'iode et au menthol s'ajoute l'action du *Radium*. Nettement bactéricide par ses radiations, il agit en même temps par son émanation comme un stimulant précieux du métabolisme cellulaire.

Dans ces conditions, il est naturel, comme l'ont écrit les auteurs qui l'ont expérimenté, que dans la tuberculose, particulièrement au 1er et au 2e degré, « la fièvre diminue et que la température redevienne normale au bout de quelques semaines. 5 à 10 injections suffisent à faire renaître l'appétit. Après 40 injections, l'augmentation de poids est souvent de 3 à 5 kilogrammes. Sueur et toux diminuent; le sommeil redevient régulier, l'essoufflement disparaît, l'activité renaît et le malade peut reprendre doucement ses occupations. Localement, on constate que les bacilles diminuent dans les crachats et finissent même par disparaître complètement ».

« J'étudie la Radioactine depuis quatre ans, écrivait naguère le Dr D... à notre prédécesseur M. Jaboin. Il y a dix ans que je fais des consultations dans les dispensaires tuberculeux : beaucoup de produits ont été expérimentés, aucun ne m'a semblé plus constant dans ses effets, plus fidèle à lui-même que la Radioactine Jaboin. Il y a dans cette formule une association médicamenteuse d'un puissant effet contre la tuberculose; cependant, à une condition : la formule sera toujours identique à elle-même, elle contiendra réellement du radium. »

Est-il besoin de dire que le radium est exactement dosé dans la Radioactine? On nous permettra d'ajouter que ce n'est pas seulement dans les infections de nature spécifique qu'elle agit; on se trouvera également bien de son emploi dans les *bronchites aiguës* ou *chroniques* et dans les infections pulmonaires d'origine grippale.

La Radioactine a fait l'objet de nombreuses communications de M. Jaboin d'abord [1], et de cliniciens ensuite, parmi lesquels nous citerons en première ligne M. le Dr D..., dont la compétence en phtysiologie est connue et qui voudra bien trouver ici l'hommage de nos sincères remerciements.

Les essais effectués en France ont démontré les résultats généraux obtenus sur l'organisme tuberculeux par l'emploi de cette préparation. Ces résultats sont les suivants :

« La fièvre diminue, et la température devient normale au bout de « quelques semaines. Le malade reposant mieux, il est plus fort. « L'essoufflement disparaît et celui qui ne pouvait monter quelques « marches sans fatigue et sans efforts peut faire de longues marches « facilement.

« Les bacilles diminuent dans les crachats et finissent par dispa- « raître totalement.

« L'effet le plus remarquable est sur les tubercules, dont la Radioac- « tine cause la dégénérescence graisseuse. »

Obs. I

M. M... est commis-voyageur dans la grande banlieue : chaque jour, il fait des kilomètres en bicyclette, par tous les temps. Un jour, chute, séjour très prolongé sous l'averse, bronchite, toux, amaigrissement, sueurs nocturnes, pertes d'appétit, etc... ; il est soumis aux injections de Radioactine Jaboin, *en a une soixantaine; disparition absolue de tous les symptômes. Reprise de ses tournées. Quelque temps après, je revois mon malade, qui est en excellent état. La guerre éclate, et le voici dans les tranchées : il n'a jamais été malade. (31 mars 1915. — C'est un malade que j'ai soigné il y a 2 ans 1/2.)*

Obs. II

M. D..., comptable, vu pour la première fois en 1911, a une vieille lésion tuberculeuse depuis 5 ans, localisée au sommet gauche. Tous les hivers, il tousse, est forcé d'interrompre son travail pendant 2 à 3 mois, n'a aucune force; même à la campagne, il ne se remet pas. Un examen bactériologique, fait en 1911, montre la présence d'assez rares bacilles tuberculeux. Ce malade a fait depuis 4 ans peut-être 300 injections de Radioactine Jaboin, *par séries de 24, puis repos. Depuis qu'il a commencé le traitement, il n'a plus d'interruption de travail pendant l'hiver, il n'a plus de toux le matin, n'est plus essoufflé : c'est, en somme, un malade qui se guerit, alors que l'évolution de ses lésions faisait prévoir une fin relativement prochaine. Il s'agit d'un malade qui vient me voir de temps à autre et que je suis depuis septembre 1911.*

1. Voir *Société internationale de la Tuberculose*, 24 mai 1911. — Voir aussi *Revue internationale de la Tuberculose*, juin 1911, page 440. — Voir enfin *Congrès de l'Association française pour l'avancement des sciences*, Dijon, août 1911.

Obs. III

L'an dernier, j'ai soigné une jeune dame qui habite au rez-de-chaussée une rue étroite (3 m. 50 de large), obscure et malodorante : toux fréquente, crachements de sang, amaigrissement : 30 piqûres de Radioactine Jaboin. *Amélioration si grande que je n'ai pas revu la malade... J'ai de ses nouvelles cependant, et je sais par son entourage qu'elle va bien.*

Mme L..., que je soigne depuis 3 mois, toussait le matin beaucoup, transpirait la nuit, a maigri. Actuellement, elle a seulement 20 piqûres de Radioactine Jaboin, *et cependant elle a engraissé de 1.500 grammes; elle ne transpire plus du tout et tousse à peine. Excellent état général.*

J'ai en ce moment au dispensaire antituberculeux du Xe arrondissement une demi-douzaine de malades en traitement aux piqûres de Radioactine Jaboin, *que je fais moi-même 2 fois par semaine : tous augmentent de poids; par exemple Mme F... de 43k500 le 3 février, a passé à 44k600 le 27 mars; Mme C... de 44k700 le 20 février à 46k600 le 23 mars (1915).*

J'insisterai sur un symptôme général produit par la *Radioactine Jaboin* : le retour de l'appétit. Les tuberculeux sont souvent des inappétents à l'estomac fatigué ; ils mangent peu ou mal, et les toxines ont beau jeu sur ces organismes débilités. Or, dès les premières injections, l'appétit revient; c'est un signe dont les malades parlent tous sans exception. J'ai soigné récemment une jeune fille, grande anémique, prétuberculeuse avec petite toux sèche le matin, essoufflement rapide, fatigue dès cinq minutes de marche, inappétence complète et vomissements suivant un léger excès de nourriture. Or, après 6 injections, la demoiselle L... V... avait toujours faim et digérait bien; un soir, en famille, il y eut un petit dîner copieux où elle fit honneur aux mets et même aux vins : à sa grande surprise, elle ne fut pas malade le lendemain, tandis qu'avant le traitement, quand on la forçait à manger, elle ne gardait rien. La fatigue n'existait plus, et Mlle L... pouvait facilement faire deux heures de marche.

Obs. IV

Mlle R., 17 ans, chapelière à Paris, habite Essonnes. Elle vient au dispensaire en mai 1914 pour adénopathie sous-maxillaire droite, grosse comme une mandarine. Elle reçoit 14 piqûres de Radioactine Jaboin *à 2 centicubes chaque fois, parfois à 2 centicubes 1/2 (25 mai au 23 juillet 1914). L'adénopathie a diminué des 3/4, il ne reste plus qu'une petite noix. L'injection a été admirablement supportée et n'a jamais donné lieu à la moindre action locale ni générale.*

Il est inutile de multiplier ces observations dont nous possédons un grand nombre.

* * *

En résumé, la *Radioactine* semble être d'une puissante action contre la tuberculose du premier et du second degré. Même au troisième degré, elle maintient un organisme en état de défense antibacillaire très longuement : J'ai vu, dit M. le Dr D..., un malheureux phtisique il y a quatre ans pour la première fois, avec des lésions si graves que j'avais prévenu sa femme d'un dénouement prochain. Or, grâce à près de 250 injections, ce malade a résisté quatre ans ; il vient de succomber à des hémoptysies foudroyantes. Je suis convaincu, et c'est la conviction aussi de tous les gens qui l'ont connu, que sans la *Radioactine Jaboin* cet homme serait mort depuis deux ou trois ans.

Quel est donc le médicament antituberculeux qui donne autant de moyens de défense à un organisme intoxiqué par les sécrétions caverneuses ? Pour ma part je n'en connais pas, et pourtant j'ai expérimenté un grand nombre de thérapeutiques antibacillaires.

La *Radioactine Jaboin* est parfaitement tolérée, même à la dose de 3 et 4 centicubes par injection, dose exceptionnelle à la vérité, mais avec laquelle je n'ai jamais eu le moindre accident. Elle est aussi bien tolérée que le cacodylate de soude, qui, lui, malgré l'usage intensif et même abusif qui en est fait, n'a jamais guéri un tuberculeux ; il le secoue, lui donne un peu plus de vitalité, mais n'agit pas sur la toxine, contre laquelle radium et iode réagissent au contraire violemment. Puis le cacodylate, sitôt suspendu, cesse tout effet.

Il m'a toujours semblé, dit encore M. D. en manière de conclusion, *que la* Radioactine Jaboin *agit un peu à la façon des injections insolubles d'huile grise. Deux et trois mois après une cure iodomentholée radioactive, le malade continue à en ressentir les effets bienfaisants.*

Cette observation clinique, d'ailleurs, a été confirmée par l'expérimentation de laboratoire. *M. le professeur Gabriel Petit, d'Alfort, injecta à un vieux cheval décrépit une forte dose de sel de radium; le cheval acquit de l'embonpoint, presque une seconde jeunesse, et même un an après son sérum était encore radioactif.*

Le radium de la *Radioactine*, tout comme le mercure, se fixe sur le foie et continue même longtemps après à produire sa bienfaisante émanation.

V

Gouttes Radifères du Dr Guyenot

contre la diathèse arthritique, le rhumatisme chronique, la goutte, contre l'artériosclérose

Lorsque les chimistes eurent constaté la présence du Radium dans les eaux minérales, expliquant ainsi le pourquoi de leur action mystérieuse, cherché depuis des siècles, il devait venir tout naturellement à l'idée des thérapeutes d'utiliser le Radium par voie stomacale. Ce n'est donc pas du besoin de symétrie, inhérent à la nature humaine, et pour compléter une série de préparations, qu'a été imaginée une solution radifère administrée *per os*; non, c'est de la clinique même qu'est née cette médication.

Cette préparation a été très bien étudiée et mise au point par le Dr Guyenot, d'Aix-les-Bains, d'où le nom de *Gouttes radifères du Dr Guyenot* qui lui a été donné. Ces Gouttes radifères, d'après les observations qui nous ont été communiquées, ont une action des plus efficaces dans les diverses manifestations de la diathèse arthritique, rhumatisme chronique ou goutte. Ici, l'action est facile à vérifier, puisque le premier effet de l'administration du Radium à l'intérieur est de provoquer des décharges d'acide urique, phénomène physiologique aisément décelable. Secondairement, on a remarqué que les sujets à qui l'on fait absorber le Radium par voie stomacale en tiraient un très bon effet au point de vue du relèvement des forces. Outre la diathèse arthritique, le Radium à l'intérieur et administré *per os* est donc indiqué comme stimulant énergique dans toutes les dépressions nerveuses.

Les *Gouttes radifères* du *Dr Guyenot* correspondent à la formule suivante :

Solution de Bromure de Radium pur renfermant 0,000108 de $RaBr^2, 2H^2O$ par centimètre cube.

Elles s'emploient à la dose de 15 à 30 gouttes deux fois par jour.

VI

Radio-Santal Jaboin

contre la blennorragie, les urétrites, les catarrhes et inflammations de la vessie, la néphrite suppurée et surtout le rhumatisme blennorragique

Venons maintenant à une dernière préparation toute spéciale : le *Radio-Santal Jaboin.*

Nous n'avons pas à redire ici à quel point on se trouve bien de l'emploi, contre la blennorragie, des préparations au Santal. L'action antiseptique de ce balsamique, lorsqu'il est bien pur, non irritant, n'est pas à démontrer ; mais il est une propriété non moins précieuse, c'est celle du Radium contre le bacille de Neisser. Il n'est pas de bactériologue qui n'ait constaté la facilité avec laquelle la moindre dose de Radium tue les gonocoques dans les cultures. Les expériences *in vitro* ont été vérifiées de tous points par les observations cliniques.

Le Radio-Santal s'est montré d'une efficacité extraordinaire dans les blennorragies, les urétrites, les catarrhes et inflammations de la vessie, la néphrite suppurée, les coliques néphrétiques, et surtout dans le rhumatisme d'origine blennorragique, si douloureux et d'ordinaire si rebelle.

Il est présenté sous forme de capsules glutinisées contenant chacune 0 gr. 25 d'essence de santal chimiquement pur à 95 °/₀ de santalol. Cette préparation est radifère à 1/10 de microgr. par gramme.

Il s'emploie à la dose de 4 à 8 capsules par jour pendant cinq à quinze jours suivant les cas, pendant la période subaiguë de la maladie.

CONCLUSIONS

Nous croyons avoir montré au cours de ces lignes que la Radiumthérapie pharmaceutique avait déjà un passé très honorable et que pourraient lui envier bien des médications dont la vogue fut d'emblée plus retentissante. Mais il nous faut conclure. Nous le pouvons, en nous appuyant sur la documentation que nous avons apportée ici.

Tout d'abord, il est établi que :

1° Les injections de sels de Radium soluble (*Radiosérum Jaboin*) ou de sulfate de radium insoluble sont *inoffensives et indolores.*

2° Utilisé en injections le Radium est doué d'un pouvoir analgésique puissant, dont l'action ne saurait être mise en doute.

3° Les sels de Radium, administrés par voie interne (ingestion de *Gouttes Radifères Guyenot*, injections de *Radiosérum Jaboin*), ont une action qui, comme celle de tous les autres médicaments, en dehors des sérums spécifiques, ne saurait être donnée comme infaillible. Toutefois, on a vu les injections de Radiosérum suivies de véritables résurrections ; comme le disent MM. Bardet, le jour où le médecin se trouve en présence d'une septicémie ultime, il a avantage à essayer les injections de Radium à haute dose,

4° L'action du Radium administré par voie interne (ingestion de *Gouttes Radifères Guyenot* ou injections de *Radiosérum Jaboin*) a des effets constants dans les neuf dixièmes des cas de rhumatisme gonococcique, vis-à-vis duquel le Radium semble avoir une véritable spécificité.

5° Le Radium, soit en injections de *Radiosérum Jaboin*, soit ingéré *per os* sous forme de *Gouttes Radifères Guyenot*, est un agent médicamenteux excellent dans toutes les maladies par ralentissement de la nutrition. Comme on l'a vu, il active les échanges et produit une chasse rénale avec élimination d'acide urique considérable, et sous forme de mono-urates solubles.

6° De même, l'action du Radium administré par voie interne sous les mêmes formes pharmaceutiques que ci-dessus est d'une efficacité remarquable dans les anémies consécutives au paludisme et aux grands processus infectieux.

7° Les sels de Radium administrés par voie interne ont une action puissante et fidèle dans tous les cas de rhumatisme blennorragique ; les résultats ici sont tels que certains cliniciens ont été jusqu'à parler de la spécificité des *Gouttes Radifères du docteur Guyenot et du Radiosérum Jaboin.* Le *Radio-Santal Jaboin* est un agent merveilleux contre la blennorragie aiguë.

8° Le Radium est également à employer par voie interne contre le rhumatisme déformant. « Ce traitement radio-chimique, écrivait récemment un clinicien prudent, est, pour moi, à l'heure présente, un des modes thérapeutiques les meilleurs du rhumatisme chronique. » *Gouttes du docteur Guyenot et Radiosérum Jaboin.*

9° Le Radium par voie interne (injections de *Radiosérum Jaboin*) ou par ingestion (*Gouttes Radifères du docteur Guyenot*) constitue une médication qui doit être utilisée dans tous les cas d'artério-sclérose où l'on veut rendre la souplesse au système vasculaire et faire disparaître, ou tout au moins atténuer, les symptômes fonctionnels, parfois si pénibles, du processus artérioscléreux.

10° Le Radium associé au menthol, à l'iode organique et à l'eucalyptol (*Radioactine*) est un agent antituberculeux égal, sinon supérieur, à toutes les médications nouvelles sorties des laboratoires étrangers et préconisées, ces temps derniers, contre la tuberculose.

11° Enfin, pour le traitement externe des arthrites, des névralgies et de toutes les douleurs d'origine nerveuse, rhumatismale ou goutteuse, le cataplasme radifère ou *Radioplasme du doccteur Guyenot, les Boues radioactives Jaboin* font merveille.

12° En résumé, il résulte de tout ce qui précède que le Radium administré par voie interne est un médicament remarquable et qui n'a eu contre lui que ses succès même. On lui a, en effet, reproché surtout d'être d'un déterminisme parfois incertain, mais ce reproche, suivant nous, ne devrait pas s'adresser au médicament. A part l'opium, la quinine et le mercure, dont l'action est bien précise, nous ne pensons pas qu'on trouve actuellement dans l'arsenal thérapeutique moderne une autre médication plus intéressante et plus efficace quand on l'emploie à bon escient et surtout sous des formes bien étudiées.

13° Les préparations radifères qui sont préparées dans les Laboratoires Ducatte ont été depuis bientôt vingt ans l'objet d'études minutieuses de la part du regretté Dr Jaboin, l'un des initiateurs de la méthode. — Nous nous efforcerons toujours de poursuivre dans nos laboratoires les traditions de Jaboin. Là comme ailleurs, pour mener à bien notre tâche, nous comptons sur l'aide et la collaboration du corps médical, qui ne nous ont jamais fait défaut.

LABORATOIRES F. DUCATTE.

Besançon. — Imp. Jacques et Demontrond

LE LABORATOIRE PHARMACEUTIQUE DU RADIUM

Fondé par le Dr Jaboin, *en 1906*

A ÉTÉ TRANSFÉRÉ

Aux LABORATOIRES F. DUCATTE

Rue Saint-Honoré, 191, à PARIS

qui se tiennent à la disposition de MM. les Docteurs pour toutes les préparations au Radium étudiées dans la présente brochure.

www.ingramcontent.com/pod-product-compliance
Lightning Source LLC
LaVergne TN
LVHW012016160826
845678LV00002B/869